Maïmouna Ouattara
Amadou Diallo

Pathologies enregistrées dans un service orl d'Afrique sub saharienne

Maïmouna Ouattara
Amadou Diallo

Pathologies enregistrées dans un service orl d'Afrique sub saharienne

Recueil de travaux de recherche en otorhinolaryngologie a l'office de santé des travailleurs de Ouagadougou Burkina Faso

Éditions universitaires européennes

Imprint

Any brand names and product names mentioned in this book are subject to trademark, brand or patent protection and are trademarks or registered trademarks of their respective holders. The use of brand names, product names, common names, trade names, product descriptions etc. even without a particular marking in this work is in no way to be construed to mean that such names may be regarded as unrestricted in respect of trademark and brand protection legislation and could thus be used by anyone.

Cover image: www.ingimage.com

Publisher:
Éditions universitaires européennes
is a trademark of
Dodo Books Indian Ocean Ltd. and OmniScriptum S.R.L publishing group

120 High Road, East Finchley, London, N2 9ED, United Kingdom
Str. Armeneasca 28/1, office 1, Chisinau MD-2012, Republic of Moldova, Europe
Managing Directors: Ieva Konstantinova, Victoria Ursu
info@omniscriptum.com

Printed at: see last page
ISBN: 978-3-8417-3850-9

Pathologies enregistrées dans un service d'ORL en Afrique Sub-Saharienne

Recueil de travaux de recherche en otorhinolaryngologie à l'Office de Santé des Travailleurs (OST) de Ouagadougou

Burkina Faso

Par Maïmouna OUATTARA

Préface d'Amadou Diallo

Editions Universitaires Européennes
Heinrich-Böcking-Str. 6-8, D-66121, Sarrebruck, Allemagne.

1

Je dédie cet ouvrage :

A Hamza et Djamilatou Dao,

A Amadou Diallo,

Et à mes équipes de travail en ORL

Préface

Regard d'un documentaliste

Depuis 1991, ma fonction et la passion de mon métier m'ont progressivement conduit à contribuer de façon conséquente à l'organisation et à la vulgarisation de l'information scientifique et technique interdisciplinaire au niveau de la Direction de l'Information Scientifique et Technique (DIST) du Centre National de la Recherche Scientifique et Technique (CNRST) de Ouagadougou, au Burkina Faso. Pour avoir été lecteur de la revue « **Science et Technique** » du CNRST et membre du Comité de rédaction de la revue de vulgarisation scientifique « **Eurêka** » dans laquelle je compte plusieurs articles, j'ai souvent été sollicité par des chercheurs et des enseignants universitaires pour la publication de leurs travaux scientifiques.

Le professeur Ouattara, depuis fort longtemps n'a ménagé aucun effort pour l'acquisition de compétences dans la rédaction médicale pour une grande visibilité de ses activités de recherche clinique. Elle a travaillé intensément dans le domaine de l'ORL, surtout sur ses aspects en santé publique, faisant souvent un plaidoyer pour l'amélioration des conditions de travail des praticiens d'une part, et de l'autre, pour la promotion de la qualité des soins à donner aux populations en général et, aux patients ORL en particulier. Ce qui lui a valu une reconnaissance honorifique par ses supérieurs hiérarchiques en 2006 au titre de Chevalier de l'Ordre National de son pays.

Tout au long de son combat quotidien, elle a systématiquement archivé ses constats et ses expériences, ainsi que ce qu'elle a appris auprès de ses confrères enseignants chercheurs, dans un recueil sur la prise en charge diagnostique et thérapeutique de certaines affections ORL enregistrées lors de ses consultations à la Clinique de l'Office de Santé des Travailleurs (OST) de Ouagadougou, au Burkina Faso. Nous l'encourageons à persévérer dans cette voie et lui adressons toute notre reconnaissance car le professeur Ouattara est un exemple remarquable de la poursuite de l'excellence dans le monde universitaire, ainsi que dans ceux de la clinique ORL et de la santé publique, pour l'amélioration de la prise en charge des patients.

Amadou Diallo

Chef du service de la documentation à la Direction de l'Information Scientifique et Technique (DIST) du Centre National de la Recherche Scientifique et Technologique (CNRST) – Ouagadougou – Burkina Faso

Avant-propos

Objectif et contenu du livre

Ce livre traite de la problématique de la prise en charge diagnostique et thérapeutique des affections ORL dans des conditions d'exercice particulières, mais assimilables à celles de nombreux pays d'Afrique au Sud du Sahara. Celles-ci sont caractérisées par un plateau technique insuffisant et par des consultations tardives des patients. Ces derniers sont vus au cours des complications de leurs affections qui sont parfois à un stade évolutif en dehors de toute ressource thérapeutique curative.

Cela fait que souvent nos données cliniques ne sont pas comparables à celles des pays nantis où sévissent aussi ces pathologies ORL cosmopolites prises en charge de façon plus précoce. Par ailleurs, elles bénéficieraient d'investigations plus sophistiquées avec une technologie à la pointe du progrès. Ce qui permet d'affiner les diagnostics et de promouvoir la qualité des soins, des enseignements et de la recherche.

Dans de nombreux travaux de recherche en médecine clinique, réalisés dans nos contrées, ce déficit du plateau technique reste un problème réel de santé publique posé et à résoudre. C'est dans ce cadre que ce livre atteindrait son objectif si, la coopération sud-sud ou nord-sud entre des groupes de travail de notre spécialité ORL se constituaient pour promouvoir la valorisation des résultats de nos travaux de recherche.

Remerciements

La rédaction de ce livre était un rêve qui est devenu une réalité, grâce à mon expérience dans la rédaction médicale (des observations cliniques, des comptes rendus d'examen, d'opération, et d'hospitalisation, et des correspondances de référence et de contre référence entre nous professionnels de la santé).

L'idée de ce livre revient en grande partie à Sylvie Lefevre Lectorat dont l'insistance pour que je publie dans les éditions universitaires européennes m'a motivée. Qu'elle en soit remerciée pour son soutien inconditionnel et ses encouragements à valoriser mes travaux de recherche.

Je tiens aussi à remercier, sans les citer, toutes les personnes qui m'ont enseignée en médecine et en rédaction médicale, tous les collègues avec qui, j'ai cosigné des articles ou des communications et, tous les impétrant(e)s en leur année de thèse ou de mémoire que j'ai eus à encadrer à l'UFR/SDS de l'Université de Ouagadougou et à l'Ecole Nationale de Santé Publique (ENSP) du Burkina Faso.

Je remercie le professeur Si Simon Traoré, puis toutes les équipes de travail en ORL du CHU Yalgado Ouédraogo de Ouagadougou et du CHU Sanou Souro de Bobo-Dioulasso.

Enfin, mes remerciements vont aux médecins ORL Bertin Ouédraogo, Abdoulaye Elola, Richard Ouédraogo, M. Winnie Mbwentchou pour leur amitié et leur soutien dans ce travail d'Enseignant Chercheur.

Table des matières

CHAPITRE I

Les Pathologies ORL enregistrées en consultation à l'Office de Santé des Travailleurs (OST) de Ouagadougou

Résumé

Objectif : *étudier les pathologies de la sphère ORL en consultation médicale à l'OST.*

Méthode : *il s'agit d'une étude rétrospective analytique sur 15 ans de la morbidité ORL en consultation médicale à la Clinique de l'OST.*

Résultats : *En 15 ans, 7416 patients dont 5880 soit 79,28 % des cas, ont évoqué au moins un facteur externe et/ou interne constant déclenchant, leurs signes d'appel ORL. Les patients se répartissaient en 1744 femmes et 4136 hommes, d'âge moyen de 26 ans avec des extrêmes de 16 et 85 ans. Les élèves/étudiants et les travailleurs du secteur privé représentaient 42,48 % des cas. Les facteurs inhalés étaient incriminés par 44,25 % des patients. Les poussières prédominaient dans 33 % des cas. Aucun patient n'a bénéficié de tests allergologiques. Les rhino sinusites et les rhinopharyngites prédominaient, suivies respectivement des amygdalites, des otites, des rhinites vasomotrices, des surdités, des acouphènes, des laryngites et trachéites, puis de quelques cas de vertige.*

Conclusion : *une optimalisation du suivi des patients passe par un accueil et une prise en charge thérapeutique associant l'éducation pour la recherche des facteurs favorisants et pour leur éviction.*

Mots clés : *pathologies, ORL, consultation, optimalisation, prise en charge*

Summary :

The consideration of risk factors of ENT pathology requires a long time of consultation to encircle them and inform the patient of the fight for their eviction; they are varied and can be external or intrinsic. They can provoke some diseases like rhino sinusitis, rhinopharyngitis, anginis and rhinitis. We present our experience of their coverage in the private hospital of the OST in Ouagadougou.

Introduction

Les pathologies ORL sont variées et multiformes. Les facteurs les favorisant déclenchent et entretiennent des symptômes ou des lésions affectant souvent la qualité de vie de nombreux patients, qui multiplient les consultations auprès des praticiens. Nous nous proposons d'étudier les pathologies de la sphère ORL enregistrées en consultation à l'OST de Ouagadougou afin de déterminer les facteurs les déclenchant ou les aggravant et d'en tenir compte dans leur prise en charge.

Patients et méthodes

Il s'agit d'une étude rétrospective portant sur 7416 dossiers de patients reçus et régulièrement suivis en ambulatoire dans le service d'ORL de la Clinique de l'OST, entre janvier 1995 et décembre 2009. Pour chaque patient les items suivants ont été pris en compte : l'âge, le sexe, l'année et le mois de la consultation initiale, le secteur d'activité, les facteurs favorisants, les signes cliniques, le diagnostic et les résultats thérapeutiques. N'ont pas été inclus dans l'étude 1536 dossiers incomplets.

Résultats

En 15 ans, 7416 patients ont été reçus, dans le service d'ORL de la Clinique de l'OST soit une fréquence annuelle moyenne de 463,50 cas avec une augmentation du flux annuel de 557 à 825 entre 2006 et 2009. Les facteurs favorisant la symptomatologie ORL ont été évoqués par 5880 patients soit 79,28 % des cas.

L'incidence saisonnière est marquée par deux pics dont l'un de mars à août dans 35 % des cas et l'autre, de novembre à février avec 48,75 % des cas.

Les patients se répartissaient en 1744 femmes et 4136 hommes, d'âge moyen de 26 ans avec des extrêmes de 16 et 85 ans. Le groupe d'âge de 16 à 45 ans prédominait avec 99, 23 % des cas, suivi des tranches de 46 à 65 ans soit 16,97 % des cas. La répartition des patients, en tranches d'âge et selon le sexe a été représentée dans le tableau I

Tableau I : répartition des patients en tranches d'âge et selon le sexe.

N=5880

Sexe Age	Masculin	Féminin	Total	Pourcentage %
16-45 ans	1255	815	2070	35,20
+46-75 ans	2853	912	3765	64,03
+75 ans	28	17	45	0,77
Total	4136	1744	5880	
Pourcentage %	**70,34**	**29,36**		**100,00**

Au total 5663 soit 96,30 % des patients étaient instruits avec un niveau d'enseignement variant du primaire au supérieur; les non instruits étaient composés de 178 femmes et de 45 hommes évoluant surtout dans le secteur informel.

Les élèves/étudiants, les travailleurs du secteur privé puis les fonctionnaires prédominaient avec respectivement 30,70 %, 28,54 % et 24,88 % des cas. La répartition des patients selon les secteurs d'activité, a été représentée dans le tableau II.

Tableau II: répartition des patients selon les secteurs d'activité

N=4155

Secteur d'activité	Effectif	Pourcentage %
Elèves / Etudiants	1259	30,30
Travailleurs secteur privé	1239	29,81
Fonctionnaires de l'Etat	963	23,17
Secteur informel	534	12,85
Retraités	21	0,50
Non rémunérés	139	3,34
Total	**4155**	**100,00**

Les poussières étaient accusées par 1945 (33,07 %) patients, suivies des phénomènes liés à la variation de température et de saisons dans 1770 (30,10 %) cas, puis de l'effort intellectuel ou physique chez 946 (16,10 %) patients. Les facteurs déclenchant incriminés au début de la symptomatologie ont été représentés dans le tableau III.

Tableau III: répartition des patients selon les principaux facteurs favorisants évoqués

N=5880

Facteurs favorisants	Effectif	Pourcentage %
Poussières (de maison, craie, farine, de textile, billets de banque	1945	33,07
Variations de température (chaud, froid), saisons	1770	30,10
Effort intellectuel et /ou physique, angoisses	946	16,10
Fumée (bois, cigarettes, charbon, encens, vapeur)	552	09,36
Colorants alimentaires, glaces, glaçons, jus, sirop	203	03,45
Légumes, épices, fromage, fruits (gombo frais, concombre, gingembre, ail, oignons, poivre, fraise	169	02,10
Synthétique (gants, mèches, perruque)	129	02,20
Réactifs chimiques, produits d'hygiène, parfums, cosmétiques (odeurs fortes)	105	02,61
Nuisance sonore (standardiste, milieu de travail)	46	00,76
Grossesse, règles, T3	15	00,25
Total	**5880**	**100,00**

Ils étaient souvent associés chez le même individu mais, nous avons considéré les facteurs les plus constants évoqués par les patients comme résumés dans le tableau IV.

Tableau IV: récapitulatif des facteurs favorisants en fonction de leur typologie

Typologie	Inhalé	Contact	Ingéré	Intrinsèque
Facteurs favorisants	Poussières Fumée Réactifs chimiques Cosmétiques Odeurs fortes	Variations de température, saisons, Synthétique Nuisance sonore	Colorants Alimentaires Agrume, fraise Alcool, bière de mil Fromage Légumes	Effort intellectuel Angoisses Grossesse Règles Pathologies (insuffisances rénale, cardiaque, diabète)
Effectif des patients	2602 (44,25 %)	1945 (33,08 %)	372 (6,33 %)	961 (16,34 %)

Les poussières citées par 33% des patients ont favorisé le prurit (nasal, oropharyngé auriculaire), les éternuements, les rhinites, l'obstruction nasale, l'odynophagie et le hemmage . Les différents motifs de consultation sont schématisés dans le tableau V.

Tableau V: récapitulatif des motifs de consultation en fonction de la typologie des facteurs favorisants.

Typologie des facteurs	Facteurs dominant	Motif de consultation
Inhalés	Poussières	Rhinite, rhinopharyngite
Ingérés	Légumes, épices	Prurit buccal et oropharyngé, aphtes
Contact	Cheveux artificiels	Odynophagie, rhinopharyngite
Intrinsèques	Règles, grossesse	Vertiges

Plusieurs patients exposés à un même facteur ont présenté les mêmes signes ORL à type d'inflammation et/ou d'infection dans 97% des cas. Les affections ORL consécutives aux irritations provoquées par les facteurs favorisants étaient dominées par les rhino-sinusites avec 2582 cas soit 43,91% des patients, suivies des rhinopharyngites avec 1090 cas soit 18,50% et des angines/amygdalites dans 1004 cas soit17%.

Les affections provoquées ont été notées dans le tableau VI.

Tableau VI: affections ORL développées

Affections	Effectifs	Pourcentage %
Rhino sinusite	2582	44,08
Rhinopharyngite	1090	18,50
Amygdalite	1004	17,07
Otite	540	9,18
Rhinite vasomotrice	521	8,86
Surdité, acouphènes	105	1,76
Larynggite, trachéite	23	0,33
Vertige	12	0,20
Total	**5880**	**100,00**

Tous les 5880 soit 100% des patients ont été traités. Le traitement pouvait comporter: un antalgique/anti inflammatoire, un anti histaminique, un antibiotique par voie générale associée parfois à des soins locaux.

Une intervention chirurgicale a été nécessaire dans 45 cas.

Un arrêt de travail de 11 375 jours en moyenne a été observé par 2250 patients.

Un changement de poste de travail a été demandé aux employeurs et obtenu pour 30 malades.

L'évolution des symptômes a été favorable dans 5586 soit 95 % des cas. Une récidive (une rechute) a été observée dans 294 cas soit 5 % des cas.

Commentaires

Cette étude sur 15 ans d'activité, nous a permis de faire un état des lieux des affections ORL favorisées par des facteurs évoqués et/ou incriminés par les patients. Parfois ces facteurs ne sont pas considérés à leur juste valeur par certains praticiens lors de la consultation médicale. Plus de 79 % des consultants de notre série avaient incriminé au moins un facteur constant, déclenchant leur symptomatologie ORL.

Ces dernières années, la fréquentation relativement élevée des services de santé par les patients présentant les maladies aériennes ne serait pas le seul fait de l'amélioration de l'accueil à la consultation mais aussi, de l'augmentation de la prévalence des affections des voies aériennes en général (1, 2); ce qui corrobore le constat de certains auteurs qui la lieraient au changement de mode de vie depuis 30 ans par le biais d'une réduction de la résistance de l'hôte, ainsi que d'une variation dans l'exposition à certains facteurs exogènes, comme les allergènes, les aliments et les infections (2, 3). A cet effet, il est impératif de prendre en compte les facteurs de risque pour assurer une meilleure efficacité de la prise en charge à mettre en œuvre pour les patients.

La prédominance masculine est observée dans notre série comme dans celles de nombreux auteurs (3, 4,5, 6, 7) concernant les affections ORL. Si la discrimination en faveur des hommes, à l'inscription et au maintien à l'école, de même qu'à l'embauche au travail, ne peut à elle seule expliquer le phénomène, nous avons constaté que les femmes sont plus enclines à l'automédication et à la tradithérapie (médecine traditionnelle) pour ne consulter que lors des complications de leurs affections et de celles de leurs enfants (5).

Tous les groupes d'âge sont représentés dans l'étude car la Clinique de l'OST prend en charge les travailleurs et les membres malades de leurs familles, afin de résoudre quel que peu le problème d'accessibilité aux médecins spécialistes, notamment en ORL dont l'effectif reste relativement faible actuellement avec un total de 9 pour plus de 16,46 millions d'habitants en 2012 (8) dans le pays (Burkina Faso).

Selon le niveau d'instruction et les secteurs d'activité des patients, les élèves/étudiants prédominaient car le jeudi soir est officiellement libre dans la plupart des établissements scolaires publics et privés, permettant souvent à de nombreux parents, enseignants, élèves et étudiants malades de consulter dans les services de santé de la place notamment ceux de l'ORL à l'OST, afin de minimiser quel que peu, l'absentéisme scolaire et professionnel. La prédominance des professionnels du secteur privé et des fonctionnaires de l'Etat étaient liée au fait qu'ils étaient bénéficiaires de prises en charge subventionnées.

Les motifs de consultation étaient souvent les céphalées favorisées et/ou aggravées par l'effort intellectuel et/ou physique, surtout à l'approche des devoirs, des concours et des examens chez de nombreux élèves/étudiants ou travailleurs candidats.

 Pour les facteurs allergéniques, les différents aspects de la pathogenèse, les processus physiopathologiques et la détermination des rôles des facteurs de risque sont de mieux en mieux connus. Cependant, il paraît encore difficile de comprendre les rôles spécifiques des autres facteurs de risque (génétiques et environnementaux) dans la provocation des symptômes, puis dans le développement des pathologies et davantage dans l'atteinte spécifique de certains organes anatomiques par rapport à d'autres (9).

Nous avons observé comme certains auteurs, que c'est par la conjonction des facteurs extrinsèques et intrinsèques personnels qu'apparaissent les manifestations ou les lésions qui seront individuelles (terrain atopique) et entretenues tant que rien n'est fait pour rompre le processus déclenché (2, 3). La relation entre les expositions aux facteurs favorisants et les symptômes provoqués est assez bien connue pour les aero et tropho allergènes. Ces facteurs non seulement déclenchent les symptômes mais sont à l'origine du développement de certaines maladies ORL connues.

Si les consultations étaient motivées souvent par les signes d'appel ORL patents ou bruyants, ils ne l'étaient pas toujours pour tous les consultants; c'est le cas des patients référés des autres services pour la recherche de foyers infectieux ORL, notamment chez les diabétiques et les insuffisants rénaux ou cardiaques; ces diverses pathologies connues, constituent des facteurs favorisant la fragilisation de l'organisme et l'exposant aux infections qui doivent être dépistées et traitées pour prévenir les complications infectieuses parfois dramatiques pour ces malades (6,7, 9). L'importance de cette prise en charge inter disciplinaire est liée à celle des fonctions, de la situation et de la structure anatomique anfractueuse des organes ORL, favorisant la pathologie de confinement notamment les inflammations/infections chroniques (5, 9).

Parmi les affections déclenchées ou développées par l'exposition aux facteurs favorisants, les rhinites et les rhino sinusites sont de loin les plus fréquentes; elles sont issues de la conjonction des facteurs externes et des facteurs intrinsèques (génétiques, congénitaux, anatomiques ou pathologies diverses).

Dans notre contexte, pour l'analyse situationnelle (10,11), il nous revient à rechercher les facteurs responsables (exogènes, anatomiques, et atopiques) et à les considérer dans la prise en charge comportant certes, le traitement médicamenteux et/ou chirurgical, cependant associé à l'éducation pour la santé du patient concerné. Pour prévenir de nouveaux épisodes ou éviter la persistance de la symptomatologie créée, des informations doivent être données aux patients ou aux parents des enfants malades (1, 2, 3, 10, 12), par les praticiens, sur les mesures de protection contre les facteurs favorisants, afin de minimiser les répercussions sur les activités scolaires et professionnelles, et améliorer ainsi la qualité de vie des malades. Les mesures de protection peuvent être individuelles ou collectives, et nécessiter parfois chez les travailleurs un changement de poste de travail.

Notre expérience a permis, tant soit peu, d'améliorer l'état de santé des travailleurs bénéficiaires, à la satisfaction de nombreux d'entre eux en faveur d'un temps des consultations plus prolongé que d'habitude. Ce besoin d'un temps d'accueil et d'écoute relativement long des patients pourrait constituer un outil d'évaluation de la qualité des soins, dans une autre étude (9, 10).

Conclusion

Les pathologies ORL ainsi déterminées sont relativement fréquentes et variées. L'amélioration de leur prise en charge passe par la recherche minutieuse et l'identification des facteurs les favorisant. Pour ce faire une amélioration de l'accueil du patient, et de l'orientation diagnostique pourra promouvoir des soins appropriés, et agir sur la qualité de vie du patient qui est souvent désemparé. La détermination des facteurs favorisants a un intérêt certain et c'est l'objet de notre étude suivante.

Références

1- **H. Raobijoana** : Infections respiratoires aiguës hautes (I. R AH.) en milieu pédiatrique à Antananarivo ; *Méd. d'Afrique Noire*/2000, 47 (3)

2- **I. Annesi-Maesano** : Prise en charge de la rhinite allergique-Epidémiologie de la rhinite ; Allergie et Immunologie–volume XXXIII – n° 7 – 2001

3 - **M.-J. Ployet**: Les infections ORL récidivantes de l'enfant. Problèmes ORL au quotidien ; *Laboratoires Serviers* : 1996, 8,2-19

4 - **E. Kpemissi, B.Amana et al** : les fractures de la face : aspects épidémiologiques et évolutifs. A propos de 99 cas du CHU de Lomé – Tokoin Revue africaine d'ORL et de CCF, vol.4, n° 1, 2006

5 - **K. M. Lougue**: Activités chirurgicales au service d'Oto RhinoLaryngologie du C.H.N.Y.O. de Ouagadougou ; *Thèse Méd.*Ouagadougou 1999

6 - **E. Kpemessi, A. Mathias**: Mortalité dans un service d'ORL d'Afrique Noire ; 1997, 44 (8/9).

7 - **B. Amana, E. Kpemissi, P. Agoda, K. Tomta, S. Amaglos**: les urgences ORL au CHU de Tokoin; *J. Rech. Sci.*Uni. Lomé ; 2009, série D, 11(2) : 23-29

8 - **https://www.google.ca +au+burkina+faso**

9 - **M. Portmann**: Précis d'Oto Rhino Laryngologie, 3e édition ; Paris : *Masson*,1982 : 338 p

10 - **Q.M. Folquet, E. Dainguy, C. Kouakouet al.** : Evaluation de la satisfaction des clients en consultation pédiatrique au centre hospitalier universitaire de Cocody, Abidjan, *Méd. Afr.Noire,* 2007 ; 54 : 521- 529

11-R. Miller, A. Fisher, K. Miller et al. : L'approche de l'analyse situationnelle pour l'évaluation des services de planification familiale et de la santé de la reproduction. Manuel recherche, New York ; population council, 1999 ; 197p.

12 - M. W. Mbwentchou : morbidité hospitalière chez les enfants de 0 à 15 ans dans le service d'ORL et de CCF du CHUYO. *Thèse Méd.* Ouagadougou 2010 ; 39 ; 105 p

CHAPITRE II

Les facteurs favorisants des pathologies ORL enregistrées à l'Office de Santé des Travailleurs (OST)

Résumé

Objectif : *identifier les facteurs favorisant la morbidité ORL chez les patients en consultation médicale à l'OST en vue d'une contribution à l'amélioration de la prise en charge des affections provoquées.*

Méthode *: il s'agit d'une étude rétrospective analytique sur 15 ans des facteurs favorisant et/ou déclenchant les symptômes et/ou les lésions ORL chez les patients âgés de plus de 15 ans ayant consulté à la clinique de l'OST.*

Résultats *: nous avons enregistré selon le sexe 4136 hommes et 1744 femmes soit un sex-ratio de 2,3. L'âge moyen était de 26 ans. Les élèves/étudiants et les travailleurs du secteur privé représentaient 42,48% des cas. Les facteurs inhalés étaient dominés par les poussières dans 33% des cas; les facteurs ingérés l'étaient dans 33,08% et ceux endogènes dans 16,34% des cas. L'interrogatoire et la restitution au patient des informations sur sa maladie et sa protection contre les facteurs favorisants prolongeaient quelque peu le temps de consultation à la satisfaction de beaucoup d'entre eux.*

Conclusion *: une optimalisation de la prise en charge thérapeutique de certaines pathologies ORL nécessiterait la recherche et l'identification des facteurs de risque associées à l'éducation du patient pour leur éviction.*

Summary

We presented our experience of medical consultation to the health department of the workers (OST) in Ouagadougou. The consideration of risk factors of ENT pathology requires a long time of consultation.

20

Introduction

Les facteurs favorisants incriminés dans la morbidité ORL sont variés et multiformes. Ils peuvent être extrinsèques (liés à l'environnement, à la profession, à l'alimentation, aux produits irritatifs) ou intrinsèques (génétiques ou liés aux processus pathologiques divers); ils déclenchent et entretiennent des symptômes affectant souvent la qualité de vie de nombreux patients. Un temps de consultation relativement plus prolongé que d'habitude pour étayer les facteurs concernés et les pathologies développées, pourrait influer leur évolution, à la satisfaction de nombreux patients. Nous présentons notre expérience à travers un aperçu des aspects épidémiologiques de la morbidité ORL en consultation à la Clinique de l'OST de Ouagadougou.

Patients et méthodes

Il s'agit d'une étude rétrospective et descriptive des aspects épidémiologiques des pathologies ORL à travers 7416 dossiers de patients, reçus et régulièrement suivis en ambulatoire dans le service d'ORL de la Clinique de l'OST, entre janvier 1995 et décembre 2009. Ont été inclus 5880 patients âgés de plus de 15 ans et ayant évoqué au moins un facteur externe et/ou interne constant déclenchant leurs signes d'appel ORL. N'ont pas été inclus dans l'étude 1536 dossiers de patients sans aucune mention de facteurs favorisants enregistrés.

Résultats

Les données épidémiologiques de la présente étude ne diffèrent pas de celles de la précédente. Pour interpeler les praticiens à accorder de l'importance aux facteurs favorisants dans la prise en charge des pathologies ORL déclenchées et/ou entretenues, nous avons insisté sur l'importance de la place qu'ils occuperaient dans notre démarche diagnostique et étiologique.

Fréquence

En 15 ans, 7416 patients ont été reçus, dans le service d'ORL de la Clinique de l'OST soit une fréquence annuelle moyenne de 463,50 cas avec une augmentation du flux annuel de 557 à 825 entre 2006 et 2009. Les facteurs favorisant la symptomatologie ORL ont été évoqués par 5880 patients, soit par 97,52 % des consultants.

Sexe et âge

Selon le sexe, nous avons enregistré 1744 femmes et 4136 hommes, soit un sex-ratio de 2,37. Selon l'âge, les extrêmes étaient 16 ans et 75 ans avec une moyenne à 26 ans. La répartition des patients, en tranches d'âge, montre la prédominance de celle de 16 à 45 ans dans 82, 26 %, suivie de celle de 46 à 75 ans soit 16,97 % des cas.

Niveau d'instruction et secteurs d'activité

Au total 5663 soit 96,30% des patients étaient instruits avec un niveau variant du primaire au supérieur; les non instruits étaient composés de 178 femmes et de 45 hommes évoluant surtout dans le secteur informel.

Selon les secteurs d'activité, les élèves/étudiants et les travailleurs du secteur privé, prédominaient avec respectivement 30,70 % , 28,54 %, suivis des fonctionnaires dans 24,88% des cas.

Facteurs favorisants

Les poussières étaient accusées par 1945 (33,07%) patients, suivies des phénomènes liés à la variation de température et de saisons dans 1770 cas, soit (30,10%), puis de l'effort intellectuel et/ou physique chez 946 patients (16,10%). Ils étaient souvent associés chez le même individu. Les facteurs les plus constants évoqués par les patients ont été inscrits dans le tableau I.

Tableau I: répartition des patients selon les principaux facteurs favorisants évoqués

Facteurs favorisants	Patients Effectif	Pourcentage %
Poussières (de maison, craie, farine, de textile, billets de banque)	1945	33,07
Variations de température (chaud, froid), saisons	1770	30,10
Effort intellectuel et /ou physique, angoisses	946	16,10
Fumée (bois, cigarettes, charbon, encens, vapeur)	552	09,36
Colorants alimentaires, glaces, glaçons, jus, sirop	203	03,45
Légumes, épices, fromage, fruits (gombo frais, concombre, gingembre, ail, oignons, poivre, fraise	169	02,10
Synthétique (gants, mèches, perruque)	129	02,20
Réactifs chimiques, produits d'hygiène, parfums, cosmétiques (odeurs fortes)	105	02,61
Nuisance sonore (standardiste, milieu de travail)	46	00,76
Grossesse, règles, T3 ++	15	00,25
Total	**5880**	**100,00**

Typologie des facteurs favorisants

Les facteurs favorisants étaient exogènes (inhalés, ingérés, irritatifs ou de contact avec la peau) ou liés à des phénomènes intrinsèques comme résumés dans le tableau II.

Tableau II: récapitulatif des facteurs favorisants en fonction de leur typologie

Typologie	Inhalé	Contact/Irritatif	Ingéré	Intrinsèque
Facteurs favorisants	Poussières Fumée Réactifs chimiques Cosmétiques Odeurs fortes	Variations de température, saisons, Synthétique Nuisance sonore	Colorants Alimentaires Agrume, fraise Alcool, bière de mil Fromage Légumes	Effort intellectuel Angoisses Grossesse Règles Pathologies (insuffisances rénale, cardiaque, diabète)
Effectif et % patients	**2602 (44,25 %)**	**1945 (33,08 %)**	**372 (6,33 %)**	**961 (16,34 %)**

Affections provoquées

Les facteurs favorisants ont provoqué des troubles fonctionnels et des lésions inflammatoires qui cèdent souvent la place aux infections.

Selon 33% des patients, les poussières ont favorisé le prurit (nasal, oropharyngé, auriculaire), les éternuements, les rhinites, l'obstruction nasale, l'odynophagie et le hemmage.

La variation de température et les saisons ont été évoquées par 30% des patients et ont provoqué l'obstruction nasale, les céphalées, les rhinites, l'hypoacousie.

Les efforts intellectuels et/ou physiques et les angoisses ont été enregistrés dans les céphalées, les vertiges, les acouphènes et les troubles de l'équilibre dans 16% des cas.

La fumée a été incriminée dans l'obstruction nasale, les céphalées, le prurit ORL, l'odynophagie, la rhinorrhée, le hemmage, la toux, la dyspnée, et la dysphonie par 9% des patients.

Dans 3% des cas, les colorants alimentaires ont favorisé le prurit (au niveau des lèvres, de la langue, de l'oropharynx) et le hemmage, l'odynophagie, les aphtes.

Les réactifs chimiques, les cosmétiques, les produits de ménage et d'hygiène ont été accusés dans le prurit (nasal, auriculaire, oculaire), les rhinites, le hemmage et l'obstruction nasale dans 3% des cas.

Certains légumes crus ou cuits, des agrumes, et des épices ont déclenché le prurit (lingual, palatin, oropharyngé), le hemmage, l'odynophagie, et les aphtes dans 2% des cas.

Le synthétique (gants, cheveux artificiels, mèches, perruque) a été évoqué dans les odynophagies et les prurits oropharyngés dans 2% des cas.

La nuisance sonore a été mise en cause dans l'hypoacousie, les vertiges, les acouphènes, les céphalées dans 1% des cas.

La grossesse et les règles ont été incriminées dans la survenue des rhinites, des vertiges, des céphalées, de l'odynophagie et de la dysphonie dans 0,25% des cas.

Tableau III : manifestations cliniques dominantes selon la typologie des facteurs favorisants

Typologie des facteurs	Facteurs dominant	Manifestations cliniques dominantes
Inhalés	Poussières	Rhinite, rhinopharyngite
Ingérés	Légumes, épices	Prurit buccal et oropharyngé, aphtes
Contact	Cheveux artificiels	Odynophagie, rhinopharyngite
Intrinsèques	Règles, grossesse, Dysfonctionnement Pathologique	Vertiges

Les affections ORL consécutives aux manifestations provoquées par les facteurs favorisants, étaient dominées par les rhino sinusites avec 2582 cas soit 43,91 % des patients, suivies des rhinopharyngites1090 cas soit 18,50%, et des angines dans 1004 cas soit 17,07% comme résumées dans le tableau IV.

Tableau IV: affections ORL développées

Affections	Effectifs	Pourcentage
Rhino sinusite	2582	44,08
Rhinopharyngite	1090	18,50
Amygdalite	1004	17,07
Otite	540	9,18
Rhinite vasomotrice	521	8,86
Surdité, acouphènes	105	1,76
Laryngite, trachéite	23	0,33
Vertige	12	0,20
Total	**5880**	**100,00**

Evolution

Des précautions individuelles ont été dictées à chaque patient selon la nature et les conditions d'exposition aux facteurs responsables. Des changements de poste de travail ont été effectués et ont permis des épisodes espacés ou des remissions des maladies provoquées dans 9 cas.

Commentaires

Cette étude sur 15 ans de consultation médicale dans le service d'ORL de l'OST, nous a permis de faire un état des lieux des facteurs incriminés par les patients dans la survenue de leurs signes d'appel ORL. Plus de 97% des consultants ont signalé au moins un facteur constant et déclenchant leurs symptômes ORL.

La fréquentation relativement élevée de nos services ces dernières années par les patients serait aussi le fait de l'augmentation de la prévalence actuelle des affections des voies aériennes. Le changement de mode de vie depuis un certain temps par le biais d'une réduction de la résistance de l'hôte, ainsi que d'une variation dans l'exposition à certains facteurs exogènes comme les allergènes, les aliments et les infections pourrait expliquer aussi cette situation.

La prédominance masculine est observée dans notre série comme dans celles de nombreux auteurs sur la morbidité ORL (1, 2, 3, 4, 5, 6, 7); la discrimination en faveur des hommes, à l'inscription à l'école, comme à l'embauche au travail, ne peut pas à elle seule expliquer le phénomène. Dans notre contexte de pays en développement, souvent caractérisé par la pauvreté qui se conjugue au féminin, nous avons constaté que les femmes étaient plus enclines à l'automédication et à la médecine traditionnelle compliquant davantage l'itinéraire thérapeutique de leurs maladies et celles de certains de leurs enfants malades.

Concernant la représentation de tous les âges dans l'étude, la Clinique de l'OST prend en charge la santé des travailleurs et celle des membres malades de leurs familles qui sont souvent nombreuses et élargies à d'autres membres n'appartenant pas à la famille nucléaire qui, est la seule prise en compte ailleurs.

Selon le niveau d'instruction et les secteurs d'activité des patients, les élèves/étudiants prédominaient car la ville de Ouagadougou, capitale du pays, connaît une forte concentration des engins à deux roues dominées par les motocyclettes pendant l'année scolaire et les véhicules d'occasion fumant et polluant l'atmosphère de la ville à laquelle sont ainsi exposées les populations. Le système de transport en commun urbain n'est pas encore bien développé ou structuré comme vu ailleurs et notamment dans les pays développés.

Ces derniers temps, des études réalisées sur l'épidémiologie des rhinites allergiques, ont montré une croissance de la pollution photochimique à O_3 et NO_x, responsables de l'augmentation tantôt du pouvoir allergénique des pollens, tantôt de la réponse de l'individu à l'exposition allergénique (3, 5, 8).

La relation entre les expositions aux facteurs favorisants et les symptômes provoqués est assez bien connue pour les aéro et tropho allergènes. Dans notre contexte de travail ne disposant pas de tests allergologiques accessibles financièrement à la majorité des patients, l'interrogatoire garde sa place dans l'orientation diagnostique et étiologique en ORL. Des questions spécifiques sont posées aux malades pour étayer les effets des facteurs favorisants évoqués par eux au cours des consultations afin d'en tenir compte dans la prise en charge thérapeutique. Ces affections provoquées sont souvent récidivantes et deviennent parfois angoissantes pour de nombreux patients désemparés.

De cette prise en charge des facteurs de risque, découle une amélioration de la qualité des soins. Cela participe sans aucun doute à la réduction de la morbidité (surtout des récidives) et du même coup à une réduction du nombre de consultations donc de celle du coût des traitements à la satisfaction des patients concernés (9,10).

Dans un souci d'harmonisation de cette démarche diagnostique et/ou étiologique dans le service d'ORL de l'OST, les facteurs exogènes ont été classés en facteurs inhalés, ingérés, puis en facteurs irritants et irritatifs ou de contact avec la peau ou les muqueuses.

Certes, nous n'avons pas pu faire la part des allergéniques dans notre série, mais l'attention des praticiens doit être attirée sur le phénomène de régimes restrictifs auto prescrits (effets pervers de la désinformation par certaines médias). Les concernés ignorent que la baisse de consommation de produits riches en vitamines, ainsi que celle de poisson frais et de viande rouge, pourrait être à l'origine d'une modification de la résistance de l'hôte par la diminution de la résistance antioxydant de l'organisme (5).

Par ailleurs, certains facteurs n'auraient pas encore été suffisamment examinés dans la littérature actuelle (5,8, 10). Ce sont: les facteurs psychosociaux accentués pendant les périodes des devoirs de classe, des examens et concours, puis les facteurs irritatifs (certains parfums, gaz, et vapeurs), ainsi que des expositions professionnelles à des facteurs chimiques, de même que l'effet de l'alcool (5).

Conclusion

Les facteurs favorisant la morbidité ORL sont multiples et variés; leur prise en compte par le praticien nécessiterait une durée de consultation relativement plus prolongée afin de mieux les cerner et de pouvoir informer le patient de la lutte multiforme à engager pour leur éviction temporaire ou définitive. La considération des facteurs favorisants a un impact certain sur la prise en charge optimale des patients et sur les conséquences socioéconomiques engendrées par les affections provoquées.

Références

1 - **B. Amana, E. Kpemissi, P. agoda, K. tomta, S. amaglos**: les urgences ORL au CHU de Tokoin ; *J. Rech. Sci. Uni. Lomé* ; 2009, série D, 11(2) : 23-29

2 - **E. Kpemissi, B. Amanaet al** : les fractures de la face : aspects épidémiologiques et évolutifs. A propos de 99 cas du CHU de Lomé – Tokoin ; *Revue africaine d'ORL et de CCF, vol.4*, no 1, 2006.

3 - **E. Kpemessi, A. Mathias**: mortalité dans un service d'ORL d'Afrique Noire;1997, 44 (8/9).

4 - **H. Raobijoana**: infections respiratoires aiguës hautes (I. R A H.) en milieu pédiatrique à Antananarivo; *Méd. d'Afrique Noire*/2000, 47 (3)

5 - **I. Annesi-Maesano**: prise en charge de la rhinite allergique-Epidémiologie de la rhinite ; *Allergie et Immunologie* – volume XXXIII – no 7 – 2001.

6 - **K.M. Lougue**: activités chirurgicales au service d'Oto Rhino Laryngologie du C.H.N.Y.O. de Ouagadougou; Méd. Ouagadougou1999.

7 - **M.-J. Ployet**: les infections ORL récidivantes de l'enfant. Problèmes ORL au quotidien ; Laboratoires Servier : 1996, 8, 2-19.

8 - **M. Portmann**: Oto Rhino Laryngologie, 3e édition ; Paris : Masson, 1982 : 338p.

9 - **Q.M. Folquet, E. Dainguy, C. Kouakouet al.** : évaluation de la satisfaction des clients en consultation pédiatrique au centre hospitalier universitaire de Cocody Abidjan, *Méd. Afr. Noire*, 2007; 54 : 521- 529.

10- **R. Miller, A. Fisher, K. Milleret al.** : l'approche de l'analyse situationnelle pour l'évaluation des services de planification familiale et de la santé de la reproduction. Manuel recherche, New York; *Population counsil*, 1999 ; 197p.

CHAPITRE III

Les pathologies ORL de l'enfant enregistrées en consultation à l'Office De Santé des Travailleurs (OST) à Ouagadougou

Résumé

Objectif : *déterminer les pathologies ORL fréquentes chez les enfants de 0 à 15 ans en consultation à l'OST de Ouagadougou.*

Méthode : *il s'agit d'une étude rétrospective et descriptive des dossiers des enfants reçus en consultation ORL à l'OST.*

Résultats : *en 15 ans, sur 5880 patients, 2070 étaient des enfants âgés entre 0 et 15 ans, représentant ainsi 35,20 % des consultations, et une fréquence annuelle de 138 cas dans le service. Les garçons prédominaient dans 61 % des cas. La tranche d'âge de 0 à 10 ans était la plus représentée. L'obstruction nasale a été le motif le plus fréquent de consultation, suivie de l'odynophagie et/ou de la dysphagie respectivement dans 20 % et 19 % des cas. Les pathologies identifiées étaient variées mais dominées par les rhinopharyngites, suivies des rhinites et rhino sinusites dans respectivement 21 % et 17 % des cas. Le traitement médical a été associé à la chirurgie chez 343 autres. Les suites ont été favorables chez 1600 enfants traités.*

Conclusion : *les pathologies ORL de l'enfant sont relativement fréquentes en consultation et sont dominées par les causes d'obstruction nasale.*

Mots clés : *enfants, consultation, obstruction, nasale, pathologies, ORL, OST.*

Summary

In 15 years, on 5880 patients, 2070 were children between 0 and 15 years old, so representing 35,20% of the consultations, and annual frequency of 138 cases in the E N T service. The boys prevailed in 61% of the cases. The age bracket from 0 to 10 years were the most represented. The nasal obstruction was the most frequent motive for consultation, followed by the odynophagia and\or by the dysphagia respectively in 20% and 19% of the cases. The medical treatment was established at all the patients and associated with the surgery to 343 others children.

31

Introduction

Les affections ORL de l'enfant peuvent être à l'origine de nombreuses consultations et entraîner des conséquences socioéconomiques non négligeables. Nous présentons notre expérience de la prise en charge des pathologies ORL chez les enfants reçus à la Clinique de l'OST, afin de contribuer à leur meilleure connaissance.

Patients et méthodes

Il s'agit d'une étude rétrospective portant sur les pathologies ORL des enfants de 0 à 15 ans reçus en consultation à la Clinique de l'OST entre 1995 et 2009. Pour chaque patient les éléments suivants ont été notés : âge, sexe, facteurs favorisants, antécédents, signes cliniques, résultats du traitement. La prise en charge chirurgicale a été réalisée au Centre Hospitalier Universitaire Yalgado Ouedraogo (CHUYO). Pour l'étude, 2070 dossiers ont été retenus et inclus.

Résultats

Données globales

Entre 1995 et 2009, 5880 patients en consultation ORL dont 2070 enfants ont été reçus à l'OST; ces enfants de 0 à 15 ans ont représenté 35,20 % des consultations, soit 138 cas, par an.

Hormis les nourrissons et les préscolaires se retrouvant dans la tranche d'âge de 0 à 5 ans, tout le reste des patients était des élèves du primaire ou du secondaire dans 52,95 % des cas. La répartition des patients en tranches d'âge et selon le sexe a été représentée dans le tableau I.

Tableau I: répartition des patients en tranches d'âge et selon le sexe.

N=2070

Sexe Age	Masculin	Féminin	Total	Pourcentage %
0 à 5 ans	766	208	974	47,05
6 à 10 ans	349	420	769	37,15
11 à 15 ans	140	187	327	15,80
Total	1255	815	2070	
Pourcentage %	60,63	39,37		100,00

A leur première consultation médicale en ORL à la Clinique de l'OST, 1985 patients soit 95,90 % résidaient à Ouagadougou et dans ses environs contre 4,10 % des cas provenant d'autres provinces du pays.

La répartition des parents des enfants malades selon le secteur d'activité a été résumée dans le tableau II.

Tableau II : répartition des patients selon la catégorie socio professionnelle des parents

N=2070

Catégories socioprofessionnelles des parents	Effectif	Pourcentage %
Fonctionnaires	963	46,52
Travailleurs du secteur privé	552	26,67
Secteur informel	534	25,80
Retraités	21	1,01
Total	**2070**	**100,00**

Données cliniques

Les motifs de consultation ont été inscrits dans le tableau III

Tableau III: répartition des patients selon le motif de consultation ORL.

N=2070

Motif de consultation	Effectif	Pourcentage %
Obstruction nasale/Syndrome adénoïdien	417	20,14
Odynophagie/Dysphagie	403	19,47
Hyperthermie	364	
Otalgie	332	
Céphalées	210	
Epistaxis	112	15,65
Tuméfaction cou, face, parotide	95	
Plaies	55	
Hypoacousie	45	
Dysphonie	30	1,45
Dyspnée laryngée	5	0,24
Ecoulement salivaire cervical	2	
Total	**2070**	**100,00**

Les antécédents personnels ont été retrouvés chez 1155 patients; quant aux antécédents familiaux, ils ont été enregistrés chez 245 patients. Les affections en cause ont été résumées dans le tableau IV.

Tableau IV: répartition des patients selon les antécédents

Antécédents médicaux Affection associée	Personnels	Familiaux
Hémoglobinopathie S et C	513	73
Angine/rhinopharyngite	191	65
Otite/Rhinite	174	59
RGO	162	
Asthme	145	25
Urticaire	129	15
Tuberculose/VIH	3	8

Les lésions étaient variées et tous les organes ORL étaient concernés. La pathologie inflammatoire et/ou infectieuse prédominait. La répartition selon l'étiologie a été résumée dans le tableau V.

Tableau V : répartition des patients selon l'étiologie des lésions et leurs sièges anatomiques

Etiologie Sièges	Inflammation / Infection	Traumatisme	Malformation	Fonction nel.	Tumeur	Total	%
Rhinopharynx	473		15			488	23,57
Oropharynx	405	27				432	20,87
Nez et sinus	383	35				418	20,20
Oreilles	300	52	12	35		399	19,30
Cou/ glandes Salivaires	147		25			172	8,30
Larynx et hypopharynx / Oesophagien	38	7	35		15	95	4,58
Face	5	24		5		34	1,64
Cavité buccale	15	5	7		5	32	1,54
Total	1766	150	94	40	20	2070	
%	85,31	7,25	4,54	1,93	0,97		100,00

Les rhinopharyngites ont prédominé avec 21,06 % des patients, suivies des rhinites et de rhino sinusites dans 17, 40 %, puis de l' otite moyenne aiguë (OMA) dans 13, 96 %. La répartition des affections en cause a été représentée sur le tableau VI.

Tableau VI: affections ORL en cause

Affections	Effectifs	%
Rhinopharyngite aiguë	436	21,06
Rhinite, Rhino sinusite	360	17,40
Otite moyenne aiguë	289	13,96
Angine aiguë	242	11,70
Amygdalite chronique obstructive	116	5,60
Amygdalite chronique obstructive	92	4,44
CE (FN, CAE, amygdale palatine)	79	3,82
Adénopathie cervicale chronique	76	3,67
Otite seromuqueuse/cathare tubaire	71	3,43
Laryngite	69	3,33
Stridor laryngé	59	2,85
Parotidite, oreillon	46	2,22
Plaie, contusion	38	1,83
Abcès dentaire, stomatite, épulis	36	1,74
Fistule prétragiene, pharyngienne	29	1,40
Fente palatine, voile bifide, longue luette (tractus)	18	0,87
rhino lithiase	5	0,24
Paralysie faciale périphérique	5	0,24
Papillomatose laryngée	4	0,20
Total	**2070**	**100,00**

Données thérapeutiques

Le traitement médical a été institué pour tous les patients par voie générale, et a été associé à des soins locaux (désinfectants ou décongestionnants naso-sinusiens et rhinopharyngés, solutions auriculaires, aérosolthérapie, pansement, méchage et tamponnement) chez 1952 patients au total.

Le traitement chirurgical a été réalisé chez 343 patients répartis selon l'acte chirurgical réalisé dans 116 cas d'amygdalectomie, 92 cas d'adénoïdectomie, 84 cas d'extractions de rhinolithiases et de corps étranger (CE nasal, auriculaire, oropharyngé), dans 29 cas de fistulectomies, 18 cas de kystectomies du tractus thyréoglosse et des séances endoscopiques d'épluchage des papillomes laryngés chez 4 patients.

Le traitement adjuvant approprié a été instauré dans 275 cas d'anémie clinique (apport en fer), dans 513 cas d'hémoglobinopathie S ou C et dans 274 cas d'atopie (terrain allergique probable).

La guérison complète a été obtenue chez 1600 enfants. Une récidive ou une évolution vers la chronicité a été observée dans 470 cas.

Commentaires

Les affections du nez, de la gorge, des oreilles, de la face et du cou constitueraient un motif fréquent de consultation, plus encore chez l'enfant que chez l'adulte (1). Dans notre étude, les enfants ont représenté plus de 35 % des consultations. Cette fréquence est sous-estimée car seulement une partie des consultations pédiatriques serait du ressort de l'ORL (2). Seuls les échecs thérapeutiques ou la présence des signes ORL chez les enfants au cours des consultations chez les médecins généralistes parviendraient dans les services d'ORL. Dans le bulletin épidémiologique hebdomadaire français, les infections ORL touchant les enfants seraient à l'origine de 18,6 millions de consultations chez les médecins chaque année (3).

Les jeunes garçons seraient enclins aux affections ORL et vivraient mal leur maladie d'adaptation, comparativement aux petites filles, sans explications évidentes selon Mbwentchou au Burkina Faso (4). Dans notre série, les plus jeunes sont les plus touchés en général car dans le cadre de l'histoire naturelle de l'apprentissage immunitaire, les infections seraient favorisées par les saisons, le tabagisme passif, la promiscuité, la vie en communauté dans les cours communes (à plusieurs locataires), les garderies et les préscolaires. Toutes choses qui caractériseraient les conditions précaires de vie de la grande partie des populations de nos pays en développement.

La mission de l'OST expliquerait en partie l'importance des consultations par les citadins de Ouagadougou car la majorité des travailleurs seraient regroupés dans cette ville capitale du pays. En effet, l'accessibilité géographique et celle financière de la Clinique de l'OST, sont rendues plus faciles pour les travailleurs et les membres de leurs familles malades par rapport aux quelques patients provenant des autres provinces. Ces derniers reçus étaient pour la plupart référés avec des signes ORL patents ou non, parfois dans un contexte d'urgence vers un médecin spécialiste ORL.

L'obstruction nasale et l'odynophagie (20 % et 19 %), ont été les motifs de consultation les plus fréquents. La perte des anticorps maternels chez l'enfant pourraient expliquer en partie cette symptomatologie fonctionnelle à partir du sixième mois après la naissance, par la fréquence des affections virales et/ou bactériennes.

La détermination des antécédents personnels de l'enfant (hémoglobinopathie, carence en fer, allergènes respiratoires) ont constitué des éléments importants pour le traitement et le suivi appropriés des petits patients. Cette considération des antécédents dans la prise en charge des pathologies a été rapporté par de nombreux auteurs (5, 6, 7).

Dans notre contexte de travail à l'OST, le diagnostic des pathologies est basé surtout sur l'examen clinique insistant sur l'interrogatoire. Des questions spécifiques sont posées d'une part pour l'orientation diagnostique et étiologique et de l'autre, à la recherche des caractères (aigu, chronique et/ou récidivant) des signes et des affections en cause. En insistant sur l'interrogatoire, le praticien devrait avoir à l'esprit que l'histoire clinique est parfois amplifiée par l'anxiété ou par la lassitude des parents souvent désemparés et pouvant biaiser les informations sur le patient ou induire un dérapage diagnostique. C'est ainsi que Dommergues (5) met en garde les praticiens contre cet état de fait.

La majorité des affections ORL de l'enfant sont de diagnostic clinique. Dans notre étude comme dans celle de Toubiana et al. (3), les rhinopharyngites ont prédominé, suivies par les otites, les angines, les sinusites et les laryngites. En effet, en France métropolitaine, une étude des pathologies hivernales, de décembre 2006 à mars 2007, chez les enfants, a montré que sur 151 826 cas de maladies ORL, les médecins ont recensé 101 870 rhinopharyngites (67 %), 26 396 otites (17 %), 23 560 angines (16 %), 12 726 cas de laryngites et 6 701 sinusites (3). La maladie d'adaptation se manifestant souvent par des rhinopharyngites serait donc un passage obligé pour tout enfant quel que soit son continent d'origine.

Dans notre série, les examens complémentaires se sont limités au bilan biologique préopératoire et à l'imagerie médicale. La radiographie conventionnelle garde toujours son importance malgré l'avènement dans notre pays de la TDM puis récemment de l'IRM dont l'inaccessibilité financière constitue un réel obstacle à sa réalisation. La majorité des parents d'enfants appartiendraient aux catégories socio professionnelles à revenu financier modeste ou faible, et devraient faire face dans un premier temps aux frais de consultations, puis dans un second temps, au coût des traitements et des examens para cliniques au cas où une cure chirurgicale s'imposerait.

Nous n'avons pas évalué dans cette étude les frais de santé d'un enfant malade en ORL, mais ailleurs, le montant d'une ordonnance pour ces pathologies ORL de l'enfant pourrait s'élever en moyenne à 29,40 euros, et celui d'une consultation à 22 euros (8).

L'antibiothérapie, l'administration d'anti histaminique et/ou d'anti inflammatoire associées aux traitements adjuvants ont constitué l'essentiel du traitement médical; un traitement rationnel des affections

ORL devrait lier l'efficacité et le coût (3,8). Cependant dans nos contrées des pays en développement le poids socio culturel fait que la tradithérapie (la médecine traditionnelle) est souvent associée au traitement moderne.

Les infections ORL récidivantes de l'enfant ont fait l'objet de nombreuses études et certains facteurs sont reconnus pour favoriser la répétition des épisodes, si rien n'est fait pour leur éviction. Ce sont le RGO, la carence martiale, le tabagisme passif, l'atopie, le dysfonctionnement tubaire et les troubles immunitaires (8, 9,10). Comme corollaire de cet état de fait, les praticiens non avisés et certains parents enclins à l'automédication ne réfèrent les enfants malades en ORL qu'en cas d'échecs thérapeutiques, retardant non seulement la prise en charge appropriée et précoce, mais aussi engendrant des conséquences socioéconomiques non négligeables.

En effet la multiplication des consultations chez différents praticiens et/ou tradipraticiens favoriserait une forme de « nomadisme thérapeutique » pouvant faire craindre une éventuelle intoxication médicamenteuse fruste dégradant davantage l'état clinique de l'enfant malade. Les ordonnances à honorer pourraient être plus onéreuses qu'au début, si l'évolution clinique n'est pas simple. L'absentéisme scolaire et/ou professionnel pour les parents sera les corollaires d'un tableau clinique compliqué présenté par le petit malade. L'éducation sanitaire des populations en général et des mères en particulier s'avère nécessaire pour un changement de comportement en faveur de consultations précoce en cas de survenue de signes d'appel ORL.

Conclusion

Les pathologies ORL de l'enfant sont relativement fréquentes en consultation médicale à la Clinique de l'OST. L'étude de ces affections de l'enfant constitue un enjeu en santé publique et la mise en place d'un observatoire pourrait permettre leur meilleure connaissance et la collecte de données fiables, afin de permettre la mise en place de consensus thérapeutiques pour leur prise en charge rationnelle.

Références

1-J. Desmos: diagnostics urgents en Oto-rhino-laryngologie pédiatrique *; Angers, Fac. Med. Angers*, 1996 : 44 p.

2-M. Portmann: Précis d'Oto Rhino Laryngologie, 3-édition ; Paris : *Masson*, 1982 : 338 p.

3-J .Dommergues : infections ORL à répétition dans l'enfance ; JTA, 2006, XXVIe : id 1162-6 (http//www.Lesjta.com/article.ph p. ar_id1162.

4-M. W. Mbwentchou: morbidité hospitalière chez les enfants de 0 à 215 ans dans le service d'ORL et de CC-F du CHUYO ; Université Ouagadougou ; 2010, *thèse* : 39; 109p

5-L. Toubiana : la rhinopharyngite arrive en tête des pathologies hivernales, suivie de l'otite et de l'angine ; 2007, *BEH, Inserm*, Paris-V., 6 p.

6-A. Golz A. Netzer, D. Goldenberg. et al.: the association between iron-deficiency anemia and recurrent acute otitis media. *Am J Otolaryngol*. 2001; 22:391-4.

7-C. A. Siegrist : Infections récidivantes de l'enfant ; quel dépistage immunitaire ? *Arch. Pédiatr*2001; 8: 205-10.

8-P.Froehlich, P. Fontaine : rhino sinusite chronique de l'enfant, évolution des concepts. *Arch. Pédiatr*1998; 5 :1373-7.

9-J.L. Paradise, C.D. Bluestone, D.K. Colborn, B.S. Bernard, C.G. Smith, H.E Rockette et al. : adenoidectomy and adenotonsillectomy for recurrent acuteotitis media : parallel randomized clinical trials in children not previously treated with tympanostomy tubes. *JAMA* 1999:282: 945-53.

10-C.G. Paradise, H.E. Rockette, M. Kurs-Lasky: tonsillectomy and adenotonsillectomy for recurrent throatinfection in moderately affected children. *Pediatr*. 2002;110: 7-15.

CHAPITRE IV

Les causes ORL d'obstruction nasale chronique chez les enfants en consultation médicale à l'Office de Santé des Travailleurs (OST) à Ouagadougou

Résumé

Objectif *: déterminer les causes d'obstruction nasale chronique chez les enfants en consultation ORL à l'Office de Santé des Travailleurs (OST).*

Méthode *: Il s'agit d'une étude rétrospective des dossiers des enfants reçus en consultation dans le service d'ORL de l'OST entre 1996 et 2010 pour un syndrome d'obstruction nasale.*

Résultats *: l'obstruction nasale chronique de l'enfant, a représenté 38,27% des consultations du service pendant la période de l'étude. Les causes postérieures étaient relativement fréquentes chez les plus jeunes dans 48% des cas. La prise en charge étiologique a été chirurgicale dans 52% des cas. L'évolution a été favorable dans 99,43% des cas.*

Conclusion : *Notre plateau technique doit être étoffé de naso fibroscope afin de réduire l'itinéraire du diagnostic étiologique de l'obstruction nasale chronique.*

Mots clés *: causes, obstruction nasale, chronique, enfants, ORL.*

Summary

Our objective was to determine the causes of chronic nasal obstruction at the children in ENT consultation to the Health department of the Workers (OST). The chronic nasal obstruction represented 38, 27 % of the consultations in the service during the period of the study. The posterior causes were relatively frequent at the youngest in 48 % of the cases. The care was surgical in 52 % of the cases. Our technical tray must be enriched of naso fiberscope to reduce the difficulty for the diagnostic of chronic nasal obstruction.

Introduction

«Le nez bouché à perpétuité, c'est l'enfer» selon François – Bernard Michel (1). L'obstruction nasale chronique est relativement fréquente chez l'enfant. Ses manifestations cliniques sont aussi variées que ses étiologies. Nous voulons dans nos conditions d'exercice à la Clinique de l'OST, déterminer les causes de l'obstruction nasale chez l'enfant pour notre contribution à leur meilleure connaissance et leur prise en charge.

Rappel physiopathologique:

L'obstruction nasale peut se définir comme une gêne à l'écoulement normal de l'air dans l'appareil nasal. Elle se manifeste par une sensation de nez bouché qui, lorsqu'elle se prolonge chez le grand enfant, est compensée instinctivement par la respiration buccale. Dans ce cas, les fonctions du nez (air purifié et humidifié) sont abolies (2,3). Si les causes antérieures nasales de l'obstruction nasale sont de diagnostic relativement aisé, ce n'est pas le cas de celles postérieures, souvent méconnues ou négligées chez l'enfant. Elles évoluent vers des conséquences locorégionales notamment sinusiennes, pharyngées, auriculaires, trachéales et parfois générales. L'obstruction nasale chronique peut entraîner ainsi, le ronflement, la sinusite, la pharyngite, les glaires dégoulinantes dans la gorge, voire la trachéite, l'otite séro muqueuse et l'hypoacousie, les troubles de comportement avec répercussion sur les activités scolaires et sportives ou sur le développement du visage (4). Elle peut constituer un véritable handicap dans la vie d'un individu. Elle peut necessiter de nombreuses consultations tant qu'elle n'est pas reconnue et qu'une éventuelle cause soit identifiée et traitée.

Patients et méthodes

Il s'agit d'une étude rétrospective portant sur l'obstruction nasale chronique chez les enfants au service d'ORL de la Clinique de l'OST, entre janvier 1996 et décembre 2010. Sur 7416 dossiers médicaux d'obstruction nasale, on comptait 2838 enfants.

Si l'examen clinique permet la reconnaissance de l'obstruction nasale, par les tests au miroir de Glatzel, au coton ou au fil de compresse, les examens paracliniques sont souvent nécessaires pour étayer ses étiologies surtout celles postérieures. Les examens biologiques étaient effectués le plus souvent, dans le cadre du bilan pré opératoire standard composé de : NFS VS, GS Rh, TS TC TP, électrophorèse de l'hémoglobine, créatininémie, azotémie et glycémie. Pour cette étude, nous avons retenu certains éléments dont l'âge, le sexe, les signes cliniques et para cliniques, les étiologies, les résultats thérapeutiques et l'évolution. Ont été inclus dans l'étude 2825 dossiers et 13 autres non inclus car ils étaient incomplets.

Résultats

Fréquence

Pendant la période de l'étude 38,27% des patients de 0 à 15 ans avaient présenté une obstruction nasale chronique. Nous avons enregistré 1615 (57,17%) patients et 1210 (42,83%) patientes comme représentés sur le tableau I.

Tableau I: répartition des enfants selon l'âge et le sexe   N = 2825

Sexe Age	M	F	Total	%
0-2 ans	620	232	852	30,16
3-6 ans	504	434	938	33,20
7-15 ans	491	544	1035	
Total	**1615**	**1210**	**2825**	
%	**57,17**	**42,83**		**100,00**

Les nourrissons et les préscolaires étaient les plus concernés dans 1790 cas soit 63,36%. Tous les patients résidaient à Ouagadougou, ce qui était en faveur d'un suivi régulier. Les motifs de consultation variaient selon l'âge comme représentés sur le tableau II.

Tableau II : répartition des motifs de consultation en fonction de l'âge   N = 2825

Age	Motif de consultation	Effectif	%
0-6 ans	Troubles de la tétée ou de l'alimentation	347	12,28
	Troubles du sommeil	318	11,26
	Perte de poids	290	10,27
	Otalgie ; otorrhée	262	9,27
	Respiration buccale	171	6,05
	Toux chronique	132	4,67
	Rhinorrhée unilatérale	93	3,29
	Hemmage	56	1,98
7-15 ans	Rhinite chronique	281	9,95
	Céphalées	202	7,15
	Sécheresse de la gorge	149	5,27
	Hypoacousie	133	4,71
	Epistaxis	114	4,04
	Nez bouché	106	3,75
	Troubles de la vision	99	3,50
	Béance buccale	44	1,56
	malposition dentaire	28	1,00
Total		**2825**	**100,00**

Les manifestations cliniques faisant évoquer l'obstruction nasale chronique étaient représentées par la sensation de nez bouché, la respiration buccale, et la rhinite dans respectivement 4% ; 6% ; et 10% des cas.

Les signes de retentissement locorégional ont concerné l'oreille dans 14%, le nez et les sinus dans 14%, le pharynx dans 7,27%, la trachée dans 5%, la bouche et les dents dans 3% des cas. Le retentissement général s'est manifesté par des troubles respiratoires au cours des tétées ou de l'alimentation dans 12% des cas, puis les troubles du sommeil dans 11%, et par la perte de poids dans 10%.

Selon l'âge, les troubles de l'alimentation dominaient chez les plus jeunes dans 12,28% des cas, tandis que les rhinites chroniques et les céphalées étaient fréquentes chez les adolescents dans 17,10% des cas.

Chez tous les patients de notre série, l'examen physique ORL au cabinet, a permis la reconnaissance de l'obstruction nasale chronique dans 100% des cas.

Données de l'examen physique

Selon les résultats des tests au miroir de Glatzel, ou au coton et/ou au fil de compresse, l'obstruction nasale était reconnue bilatérale dans 1417 cas soit 50,16%; et elle était unilatérale avec diminution de la buée et du mouvement du fil ou du coton de l'une des fosses nasales dans 1408 cas soit 49,84%.

Comme signes rhinoscopiques, il y avait la présence de pus dans les méats moyens dans 323 cas soit 11,40 %, une hypertrophie modérée de la muqueuse des cornets inférieurs dans 162 cas soit 5,70%, et une congestion de la tache vasculaire dans 75 cas soit 2,65%.

Les signes associés oropharyngoscopiques comprenaient des amygdales hypertrophiques obstructives dans 229 cas soit 8,11%; une pharyngite chronique par hypertrophie des follicules lymphoïdes de la paroi pharyngée postérieure dans 113 cas soit 4%. Les signes otoscopiques étaient constitués de 289 cas soit 10,20% de tympans ternes, de 94 cas de tympans rétractés soit 3,30%; et de cinq cas soit 0,18% de perforation non marginale du tympan. L'adénopathie cervicale chronique était notée chez 45 patients soit 1,60%, et la parotidite bilatérale aiguë était enregistrée dans 25 cas soit 0,88%.

Données para cliniques

Les examens complémentaires concernaient la radiographie du cavum de profil qui a mis en évidence des végétations (VG) adénoïdes obstructives chez 1535 enfants soit 54,34% ; celle des sinus de la face en incidence Blondeau a montré des sinus pathologiques chez 393 patients soit 14%; la radiographie du thorax était normale dans 959 cas soit 34%; et l'échographie cervicale était anormale dans 65 cas, soit 2,30%. La TDM a été réalisée dans dix cas, et a précisé 05 cas de polypose naso sinusienne, une atrésie choanale osseuse unilatérale dans 02 cas et 03 cas de tumeurs du cavum dont un cas présentait une lyse osseuse de la base du crâne.

La nasofibroscopie réalisée dans le privé, a confirmé la sténosechoanale unilatérale membraneuse dans 12 cas soit 0,42%.

Plus de 1463 patients soit 52% des cas ont bénéficié des examens biologiques.

Données étiologiques :

Les causes antérieures étaient observées chez 1048 patients soit 37% des cas, et constituées de rhino sinusites, de polyposes nasosinusiennes puis de CE des fosses nasales.

Les causes postérieures comprenaient les cas: de sténoses choanales, de végétations (VG) adénoïdes, de naso fibromes et tumeurs, et d'amygdalites hypertrophiques chez 1777 patients soit 63%.

A l'issue des examens cliniques et para cliniques, les causes de l'obstruction nasale chronique variaient en fonction de l'âge comme représentées sur le tableau III.

Tableau III : répartition des patients en fonction de l'âge et des causes de l'obstruction nasale

Age	Etiologie	Effectif	%
6 mois-6 ans	VG, sténose choanale bilatérale, unilatérale Rhinite, ethmoïdite	2097	74,23
7 ans-15 ans	Rhino sinusite, polypose naso sinusienne, amygdalite hypertrophique Naso fibrome, tératome du rhinopharynx	728	25,77
TOTAL		**2825**	**100,00**

Données thérapeutiques

Tous les 2825 patients ont subi un traitement médical par voie générale, parfois associée à des soins locaux (désinfectant nasal, corticothérapie locale, anti histaminique; lavage nasal au sérum physiologique, vasoconstricteur, fumigations, aérosolthérapie...) selon la cause de l'obstruction nasale.

Le traitement chirurgical a été nécessaire dans 1463 cas soit 52%; elle a consisté en 1220 adénoïdectomies soit 43%, de 229 adénoamygdalectomies soit 8,11%; 160 amygdalectomies soit 5,65%,13 cas de recalibrage choanal soit 0,50%, et une prise en charge chirurgicale en France d'un cas de tératome du rhinopharynx qui a été opéré à trois reprises.

Parmi les patients, nous avons enregistré un taux de 15% qui présentaient un terrain atopique, 7% de drépanocytaires et 5% avec un retard staturo-pondéral. Ces cas ont nécessité des traitements adjuvants respectivement à type d'anti histaminiques, d'apport martial, d'acide folique et/ou nutritionnel, ou de la vitaminothérapie.

Données évolutives

L'évolution post thérapeutique a été favorable dans 99,43% des cas, dont 355 cas soit (12,57%) de rhino sinusites traitées. Les suites opératoires ont été simples dans 1462 cas (72,20%). Elles ont été défavorables dans un cas traité en France et revenu avec des séquelles neurologiques à type d'hémiplégie gauche.

Après l'information des parents de la nécessité d'une intervention chirurgicale, 15 patients soit 0,53% ont été perdus de vue.

Commentaires

La fréquence de l'obstruction nasale chez l'enfant en consultation ORL à l'OST (38,27%) paraît sous-estimée car d'une part banalisée par les parents des enfants et de l'autre, prise en charge par certains services publics comme privés de santé de la place.

Dans notre étude, la prédominance masculine (57,17%) peut s'expliquer par le fait de l'évolution vers les complications locorégionales de la maladie d'adaptation qui est plus accentuée chez le petit garçon que chez la fillette (5); par contre l'adolescente paraît plus atteinte par l'obstruction nasale que le garçon sans une explication évidente à notre niveau de connaissance actuelle.

Cependant la respiration est vitale et indispensable pour le fonctionnement physiologique normal des voies aériennes d'un individu (3, 4,5). Sa perturbation ne passe pas inaperçue quelles que soient les circonstances de survenue et selon l'âge du patient. Elle paraît méconnue ou négligée par certains parents d'enfants malades, qui ne consultent que lors des signes de retentissement locorégional.

Les localisations les plus fréquentes des signes de retentissement étaient : l'oreille et/ou les sinus de la face dans respectivement 14 % chacun. Dans 5% des cas, c'est la surdité qui était en cause, motivant la consultation; elle est souvent associée à l'otite séromuqueuse avec des conséquences tel que le retard à l'acquisition du langage, et sur le comportement et le rendement scolaires.

Si la reconnaissance de l'obstruction nasale est clinique, son diagnostic étiologique peut être clinique et/ou para clinique. Les rhinites (10 %) sont sous estimées chez les plus jeunes surtout dans leur forme allergique, qui est à surveiller et à soigner, car pouvant orienter le praticien vers la survenue d'un asthme, selon Pierre Scheinman (6).

Devant l'insuffisance de notre plateau technique de consultation, certains examens réalisés au cabinet du praticien ailleurs, ne le sont pas dans nos conditions de travail en ORL. La nasofibroscopie est considérée comme un examen paraclinique car l'appareil n'est pas encore disponible dans nos services publics d'ORL de consultation. La réalisation de l'endoscopie nasale, par la naso fibroscopie est d'un grand apport dans la démarche étiologique de l'obstruction nasale au cabinet du praticien.

Cette situation favoriserait la prescription de l'imagerie médicale qui grève davantage le coût de la démarche étiologique de ce symptôme relativement fréquent en consultation ORL. De ce fait, les données de cette étude ne sauraient être comparées à celles des services d'ORL mieux structurés et mieux équipés avec un plateau technique à la pointe du progrès.

Les causes de l'obstruction nasale chronique de l'enfant sont variées et toute affection favorisant un obstacle mécanique sur les voies respiratoires supérieures doit être prise en charge précocement, afin d'éviter les complications notamment l'otite seromuqueuse (OSM) qui, méconnue ou mal prise en charge, pourrait être la cause de surdité chez de nombreux enfants (5, 8).

Dans notre série comme dans celles de Senga et coll. à Brazzaville, et de Mbwentchou à Ouagadougou, la pathologie inflammatoire/infectieuse des voies aériennes supérieures est prépondérante chez les enfants (5,9).

Concernant le type de traitement instauré, les activités chirurgicales étaient associées aux soins médicaux dans 52% des cas; cette situation peut s'expliquer par l'historique même de la spécialité qui, organisée d'abord pour la lutte contre les infections de la sphère ORL, est devenue chirurgicale avec l'avènement des antibiotiques (8, 9,10).

Au total 94,43% des patients ont connu une évolution favorable. A côté de la pathologie infectieuse bénéficiant déjà des programmes de lutte dans différents pays en voie de développement, existent des pathologies tumorales de plus en plus fréquentes chez les enfants et dont le pronostic reste lié à la nature histologique et/ou à la localisation anatomique au niveau de la sphère ORL. C'est le cas du patient, évacué en France pour un tératome récidivant du rhinopharynx, opéré à trois reprises, qui est revenu avec des séquelles neurologiques à type d'hémiplégie gauche.

Conclusion

Les causes postérieures de l'obstruction nasale sont relativement plus fréquentes que celles antérieures. Leur recherche nécessite la disponibilité d'un nasofibroscope qui permettrait un diagnostic étiologique plus rapide et relativement moins coûteux. L'accent doit être mis sur l'information des praticiens et des parents des patients sur les conséquences du syndrome d'obstruction nasale. Un équipement adéquat de nos services ORL est nécessaire pour améliorer davantage, la prise en charge de nos patients en général et en particulier celle des enfants souffrant d'obstruction nasale.

Références

1 – F-B. Michel, Grasset, Fasquelle : le nez au milieu de la figure : on n'en voit que l'extérieur. Bien de drames se cachent à l'intérieur ; Hachette, 1997 ; 35p.

2 – A. Raji et al : conduite à tenir devant une obstruction nasale chez l'enfant: aspects diagnostiques et approche thérapeutique ; *Médecine du Maghreb* 2001, no 90, 10-19.

3 – J.P. Poulichat: obstruction nasale et croissance crânio-faciale. EMC, ORL, Fr 20-340-A-10-1992

4 – Jouveinal Laboratoires : l'obstruction nasale de la naissance à l'adolescence ; *Archipel santé; Typoform*, France; 1997; 10p.

5 – M. W. Mbwentchou: morbidité hospitalière chez les enfants de 0 à 15 ans dans le service d'ORL et de CC-F du CHU YO ;UFR/SDS 2010. Université Ouagadougou ; thèse de doctorat en médecine; no: 39; 109 p.

6 – P. Scheinman : chez l'enfant un problème sous-estimé; la rhinite allergique menace aussi les plus jeunes. A surveiller et à soigner. Figmag plus ; Schering-Plough ; *Figaro Magazine*, 2001 ; 18-19p.

7– X. Buffet, Andrieu – J. Guitrancourt Ph Narcy: rhinites et rhinopharyngites In / *ORL pédiatrique et pathologie cervico-maxillo-faciale.* Doin, Paris, 1991 : 89-114.

8 – G E. N.: infections ORL de l'enfant, Vigot, Paris, 1990 : 11-26

9 – J.M. Triglia, C. Lacroix, D. Abram, R.Nicollas : adénoïdectomie et amygdalectomie. *Encycl. Méd. Chir.* (Paris), 1993, 46-310, 10p.

10 – M. Cannoni, M.Zanaret,J.M. Bartoli, R. Gras: fibromenasopharyngien; *Encycl. Méd. Chir. , ORL*, Editions Techniques, Paris, 20 585- A 10, 1991

11 – M. Pannuel, F. Trernier, J.M. Triglia et al : tératome du nasopharynx; *Arch. Fr pédiatr.*1991; 48 : 427-728

Index

Index des tableaux

Chapitre IV

Index des mots-clés

Pathologie

ORL

Causes

Consultation

Prise en charge

Enfants

Facteurs favorisants

Morbidité

Obstruction nasale

Nasofibroscope

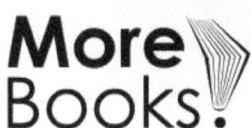
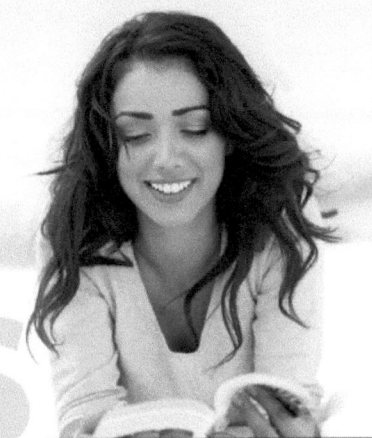

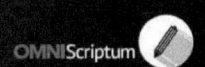

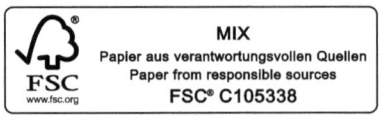
Printed by Books on Demand GmbH, Norderstedt / Germany